Te $\frac{111}{55}$

DES OBSTACLES

QUE L'ON RENCONTRE SOUVENT DANS LA PRATIQUE POUR LA
GUÉRISON DES DÉVIATIONS DE LA TAILLE ET DES MEMBRES;

PAR M. LE Dr DOMPMARTIN,

MEMBRE DE L'ACADÉMIE DES SCIENCES, ARTS ET BELLES-LETTRES DE DIJON,
ET DIRECTEUR DE L'ÉTABLISSEMENT ORTHOPÉDIQUE DE LA MÊME VILLE.

DÉVIATION DE L'ÉPINE.

Mlle C. R...., de Buffon, âgée de 16 ans, d'un tempérament lymphatique, atteinte d'une double déviation de l'épine, a séjourné, aux frais du Département, dans l'établissement, du 1er octobre 1844 jusqu'au 15 janvier 1846. Depuis l'âge de 12 ans, la jeune R.... se plaignait de maux d'estomac, de douleurs de tête; elle ressentait de fréquents battements de cœur, et il lui était impossible, surtout dans les derniers temps, de faire la moindre marche sans être très-fatiguée. On a fait prendre à cette malade, sous toutes les formes, les préparations ferrugineuses et les sirops antiscrophuleux sans aucun fruit. La déviation marchait toujours et faisait de grands progrès, surtout dans les derniers temps.

Lors de mon premier examen, Mlle R.... était dans l'état suivant : taille moyenne, mains maigres et alongées, figure grippée, teint violacé, respiration difficile. Déshabillée, j'ai pu observer la difformité dans toute son étendue. En arrière, la colonne vertébrale présentait une double courbure, l'une sous forme de voussure, l'autre latérale. La première s'étendait des premières vertèbres lombaires aux premières cervicales, et donnait à cette jeune fille la tournure d'une vieille femme, courbée sous le poids de l'âge et du travail. En tirant une ligne droite, on remarquait une courbure de 20 centimètres. La 2e latérale offrait une triple courbure, savoir : concavité à droite dans la région dorso-lombaire, concavité à gauche dans la région dorsale, et légère concavité à droite dans la région cervicale. Une ligne tirée du coccyx à la septième vertèbre cervicale, la colonne déviait dans la région dorso-lombaire d'un centimètre, dans la région dorsale de trois centimètres, et d'un demi-centimètre dans la région cervicale. Le tronc penchait à gauche de sept centimètres. Du côté droit, l'angle des côtes, resserré, formait saillie postérieurement ; elles se dirigeaient latéralement du haut en bas, et se portaient dans la fosse iliaque ; les côtes du côté opposé, au contraire, alongées, aplaties, se dirigeaient de bas en haut. Le bord supérieur de l'os des îles du côté droit avait entièrement disparu ; mais du côté gauche il faisait une forte saillie dans toute son étendue. Dans les régions déviées, tous les muscles dorsaux le long de l'épine, à droite, et les sacro-lombaires à gauche, étaient très-saillants, tandis que les mêmes muscles du côté opposé et dans les mêmes régions, paraissaient entièrement atrophiés. Vu antérieurement, le côté gauche de la poitrine était déprimé, tandis que le droit faisait saillie. Le sternum et l'appendice xiphoïde étaient déjetés à droite.

Pour combattre une difformité aussi prononcée, le traitement orthopédique était, selon moi, le seul moyen de guérison.

Comme le sujet était très-délicat, il m'a été impossible, dans les premiers temps, de mettre en usage tous les moyens employés dans mon établissement pour les déviations de la taille. Des douleurs violentes, correspondant à la région épigastrique, s'irradiant sur une assez longue étendue de la colonne, portaient le trouble dans les fonctions respiratoires et digestives. En effet, des battements de cœur violents, une respiration pénible, des digestions difficiles, des migraines continues, rendaient l'état de C. R. très-grave, et nous faisaient craindre pour ses jours.

Dans les premiers moments, je crus devoir recourir à une médication active pour combattre ces accidents : la digitale, le fer furent tour à tour préconisés. Je lui fis pratiquer, contre l'avis de beaucoup de confrères, une gymnastique simple et propre à développer lentement les forces musculaires des membres torachiques. Dans cette circonstance, je mis en pratique, avec modération, les conseils du colonel Amoros, et pendant la suspension, j'engageai la jeune malade à chanter pour faire introduire une plus grande masse d'air dans les poumons et faciliter la dilatation de la poitrine. Ce moyen très-simple m'a réussi ici, comme dans un grand nombre d'autres circonstances. Mon lit, mon fauteuil et ma ceinture à inclinaison, me furent aussi d'un grand secours.

Pendant le coucher, je la fis placer dans une espèce de cuirasse qui embrasse la poitrine. Cette cuirasse est fixée sur une tige à pivot ajustée dans une ouverture pratiquée *ad hoc* dans le matelas. La poitrine faisant corps avec la tige au moyen de cette espèce de corset, il m'était facile, favorisé par le levier de la tige, de faire pivoter cette dernière et par conséquent de faire également pivoter la colonne en sens inverse au pivotement qui existe dans l'état maladif. Ce premier mouvement exécuté, l'extension latérale vient en aide, ainsi que l'extension horizontale pratiquée seulement sur le bassin.

Pendant le travail des doigts ou pendant les leçons, un fauteuil construit d'après les mêmes principes maintenait la malade dans un état convenable. Une ceinture fut employée dans tout autre moment ; cette ceinture embrasse le bassin et est maintenue fixe par des sous-cuisses ; une tige est disposée à sa partie postérieure, longe l'épine et vient s'articuler à une branche transversale qui passe sous les bras, et maintient cette tige sans gêner les mouvements du tronc. Une plaque est fixée à la tige et ajustée sur la partie latérale de la poitrine du côté de la convexité de l'épine dans la région dorsale. L'appareil ainsi disposé, on incline fortement le tronc du côté de la concavité dorsale. La tige inclinée, la plaque sert de point d'appui, et la colonne devient elle-même un véritable levier et tend à se redresser par les efforts des muscles mis en contraction pour rétablir l'équilibre rompu.

Sous l'empire de ce traitement, et grâce au courage de C. R., je vis tous les accidents insensiblement diminuer ; les battements du cœur devinrent moins fréquents et disparurent entièrement. Vers la fin de l'année 1845, les douleurs dans la région de l'estomac cessèrent et ne reparurent plus qu'à de rares intervalles ; les maux de tête seuls résistèrent et se renouvelaient périodiquement tous les mois. Les règles, qui étaient excessivement abondantes lors de son entrée, furent supprimées dès le principe, comme cela arrive toujours par l'effet de la gymnastique. Je ne puis me rendre compte de ce fait, que par le changement de la vitalité, qui se porte entièrement sur le système musculaire.

Le traitement orthopédique suivit son cours régulier : les progrès dans la guérison étaient visibles, le mieux se dessinait tous les jours ; la position de la malade était tellement changée, que je crus devoir demander une prolongation de séjour dans l'établissement, pour obtenir une guérison complète. Tout me donnait à penser que mes espérances ne seraient point déçues, lorsqu'au mois de septembre 1845 la jeune R. fut arrêtée tout-à-coup par une gastro - entérite, avec hépatite aiguë, sans cause prévue. Cette jeune fille garda le lit pendant trois semaines. Nous eûmes même, pendant quelques jours, des craintes sérieuses. Cependant nous fûmes assez heureux pour combattre tous les accidents, et C. R., après cinq semaines, a pu reprendre son traitement. Mais la convalescence fut longue, et ce ne fut guère que dans le mois de décembre qu'elle récupéra toutes ses forces. Les règles s'étaient rétablies régulièrement, les douleurs de tête avaient entièrement disparu, les digestions étaient faciles, la respiration libre, et les battements du cœur dans leur état normal. Malgré cette amélioration générale, nous eûmes à regretter une rechute dans la déviation de la colonne, et nous fûmes forcés d'avoir recours à un traitement actif, pour gagner ce que la maladie nous avait fait perdre. J'ai demandé son changement le 15 janvier 1846 ; je l'ai cependant conservée encore trois mois dans mon établissement. Lorsque C. R. a quitté la maison, l'état général de sa constitution était parfait, sa déviation presque invisible, je ne parle point de la saillie formée par les côtes ; cette dernière ne diminue qu'avec un temps fort long, comme il est facile de le concevoir, dès l'instant que l'on connaît la consistance du tissu osseux des côtes.

Il est réellement regrettable que la fortune de la mère ne lui ait pas permis de continuer chez elle l'application de quelques moyens contentifs, pour la préserver d'une rechute. Avec des sujets aussi lymphatiques, il est toujours utile de prévoir et de surveiller attentivement. J'ai reçu, au mois de janvier 1847, une lettre de remerciement de C. R.; elle m'annonçait que sa santé était toujours bonne et que le mieux se maintenait.

Pierrette L...., de Chaux, canton de Nuits, âgée de dix ans, sœur et tante d'individus porteurs de pieds bots de naissance, est entrée dans mon établissement le 28 octobre 1844. A l'exception d'un frère lymphatique, rien dans sa famille n'aurait pu faire soupçonner la maladie dont elle était atteinte; elle avait un *facies* animé, des yeux noirs et expressifs et des cheveux châtains foncés. Cependant debout, les fémurs de P.... étaient arqués antérieurement; les genoux dirigés en dehors, les tibia fortement tordus, à convexité en dedans, et tous les muscles de la jambe tellement atrophiés que l'on pouvait comparer ses jambes à deux morceaux de bois aplatis, à bords convexes en dedans et concaves en dehors. Le poids du corps, du côté gauche, ne portait sur le sol qu'au moyen d'une forte callosité; la face dorsale du pied, entièrement dirigée en dedans, était devenue antérieure, la face plantaire postérieure, le bord interne supérieur, et le bord externe inférieur. Ce dernier ne touchait pas le sol, il en était éloigné d'environ 2 centimètres. La face inférieure du talon était postérieure et élevée du sol de plus de 7 centimètres.

Le pied droit n'offrait pas une callosité aussi forte que celle du côté gauche; le poids du corps était supporté en partie par le bord externe du pied, mais la face inférieure du talon était entièrement postérieure, et formait supérieurement une véritable gouttière avec le tendon d'Achille. A ces différences près, la difformité était semblable à celle du côté gauche.

Chez Pierrette L...., je ne me suis occupé que de la cure des pieds bots.

En présence de plusieurs confrères, je fis, séance tenante, le 8 novembre, la section sur les deux pieds du tendon d'Achille, du jambier antérieur, de l'aponévrose plantaire, et de l'adducteur du gros orteil; je la mis ensuite dans mes mécaniques. Après douze jours, j'ai pu lui faire poser les pieds sur le sol, en présence de ses parents. Chez cette enfant d'une grande soumission, d'une patience angélique, j'espérais une guérison rapide, lorsque, ce même jour, ses parents émerveillés ne lui firent pas faute de gâteaux, de pâtés, etc., etc., à mon insu. Pierrette, qui, depuis son opération, n'avait pas mangé beaucoup, ne put supporter tant d'aliments : la fièvre survint avec une vive inflammation de l'estomac, et aussitôt les pieds se tuméfièrent. Je fus forcé de suspendre mes mécaniques, et par une médication active et le régime, je fus bientôt maître de tous ces accidents; mais quelques jours après, une seconde visite, malgré mes recommandations, produisit des accidents plus graves que la première fois : la peau devint rouge, un érysipèle flegmoneux se développa sur les deux pieds, la suppuration survint et prolongea la maladie six semaines, sans pouvoir agir convenablement.

Le traitement achevé, de simples mécaniques maintenaient les pieds de Pierrette parfaitement droits, la plante du pied appuyant sur le sol dans toute son étendue, la pointe seule tendait toujours à se porter en dedans, résultat de la courbure des os des jambes. Tant que les premiers brodequins furent assez solides pour soutenir les mécaniques, Pierrette a marché droit; mais lorsque, par suite de l'usure des brodequins, les mécaniques ne purent être maintenues, elles devinrent impuissantes, et tous les antagonistes des muscles coupés, aidés du poids du corps pendant la marche, ramenèrent les pieds dans le premier état de difformité. Malgré le bon désir de l'enfant, l'insouciance des parents fut telle (et cependant ces gens ont encore quelques ressources), qu'ils négligèrent de faire renouveler la chaussure de Pierrette, et que cette enfant en fut privée trop longtemps. Au mois de mai 1846, ils vinrent pour me prévenir de sa position, et, malgré mes pressants engagements, ils ne me l'amenèrent qu'au mois de septembre suivant, pour réorganiser de nouvelles mécaniques. A cette époque, Pierrette ne marchait qu'avec la plus grande peine. Ce n'est pas sans être profondément affligé que j'ai remarqué cette impardonnable incurie de la part de parents, à l'égard d'enfants auxquels ils n'ont à laisser qu'une bonne santé pour tout héritage. Je fis confectionner de nouvelles mécaniques, je parvins à faire marcher Pierrette, tant bien que mal, sur la plante des pieds, et, malgré tous mes efforts et la bonne volonté de l'enfant, je considère cette cure comme manquée.

Quant à ma responsabilité, on comprend qu'elle est parfaitement à l'abri de tous reproches.

VARUS, CÔTÉ GAUCHE, SURVENU A LA SUITE D'UNE DEMI-PARALYSIE.

Le traitement du jeune F…, de Dijon, âgé de deux ans et demi, a été commencé le 12 avril 1845. Porteur d'un varus, côté gauche, le pied était dans l'état suivant : placé sur le sol, la face dorsale était dirigée en avant, la face plantaire en arrière, le bord interne en haut, et le bord externe en dessous et servant de point d'appui pour supporter le corps.

Le pied bot qui s'était formé lentement était survenu à la suite d'une demi-paralysie du côté gauche, arrivée à l'âge de quatre mois. A deux ans et demi, lorsque l'on m'a présenté cet enfant, il ne marchait point encore. Je pouvais ramener le pied dans son état normal avec la plus grande facilité et sans douleur. J'ai pensé qu'il serait possible de guérir cette difformité au moyen de la mécanique seule, comme j'y suis souvent parvenu; et, d'après cette conviction, j'en fis confectionner une fort simple, qui maintint le pied dans son état normal. Cette mécanique fut conservée pendant un an environ : ce n'est qu'après cette époque que l'enfant se hasarda à marcher seul. Avant, c'est-à-dire depuis l'usage de sa mécanique, il n'osait se transporter d'un lieu à un autre sans être soutenu par ses parents ou aidé par les objets qui se présentaient sous sa main et qui lui servaient de point d'appui, et encore n'exécutait-il ces mouvements qu'en traînant son membre malade. Plus tard, les parents s'aperçurent que le membre du côté opposé faiblissait. Ayant étudié avec la plus grande

attention la marche de cet enfant, je vis qu'il était né-
cessaire de placer un second support du côté droit :
c'est ce que je fis en mars 1846. A l'aide de ce nouveau
moyen, le jeune F. se livrait à la marche avec assez de
facilité ; et comme il y avait toujours la même flexibilité
dans le pied gauche, je n'ai pas cru devoir revenir sur
ma première idée, et je persistai à maintenir ce pied
gauche dans la mécanique, afin d'éviter une opération
qu'il aurait été toujours temps de faire lorsque toutes
les autres chances de succès auraient disparu. J'ai
soigné cet enfant pendant les années 45 et 46 ; mais,
ne le voyant plus en 47, j'ai su, par voie indirecte,
que les parents avaient été entraînés par les conseils
d'un confrère qui, jaloux d'opérer, sans chercher à
connaître mes intentions, s'empressa de pratiquer sur
cet enfant la section du tendon d'Achille. Mais, je le
demande, est-il convenable et prudent d'opérer, lorsque l'on a toutes les chances favorables pour réussir,
en s'abstenant d'une opération fort simple sans aucun
doute, mais qui cependant, quelquefois, entraîne des
accidents, comme j'en ai plusieurs exemples, que l'on
aurait pu éviter avec plus de réserve?

VARUS DE NAISSANCE DU CÔTÉ GAUCHE.

Louis R..., âgé de cinq ans, de la commune d'Ahuy,
est entré dans l'établissement le 10 juin 1845, porteur
d'un pied bot, varus complet de naissance. D'après
l'avis d'un confrère de Dijon, les parents attendirent
que l'enfant fût arrivé à l'âge de 30 mois pour com-
mencer le traitement ; ce médecin fit la section du tendon d'Achille. En l'examinant je reconnus à une petite
cicatrice et à l'épaisseur du tendon d'Achille, que ce

dernier avait été coupé, et certes, si la guérison n'a point eu lieu, je ne puis en accuser le talent bien connu du médecin, mais bien la négligence et l'ignorance des parents. Entré aux frais du Département, je renouvelai, le 24 juin, en présence de plusieurs confrères, la section du tendon d'Achille et coupai le jambier antérieur. J'ai placé le petit malade dans ma mécanique, et 15 jours après, j'avais obtenu le déroulement du pied. Cinq semaines suffirent, et l'enfant marchait sur la plante du pied. Cependant j'avais négligé de couper l'aponévrose plantaire; j'espérais vaincre sa résistance par ma mécanique, le pied restant parfaitement droit appuyé sur le sol. Je renvoyai donc ce petit malade parfaitement droit en prévenant toutefois les parents des précautions qu'ils auraient à prendre pour vaincre la résistance de l'aponévrose plantaire qui, par sa rétraction, portait la pointe du pied en dedans.

Comme dans le cas de Pierrette L..., les parents firent peu attention à mes avis, et le 15 juin 1847, je fus forcé, pour achever cette cure, de pratiquer de nouveau la section des tendons coupés, de l'adducteur du gros orteil, de tous les fléchisseurs et de l'aponévrose plantaire. Ces dernières opérations furent faites conjointement avec M. le docteur Camus. Le pied revint à son état normal avec la plus grande facilité, et l'enfant marchait sans difficulté vingt jours après. R. a quitté l'établissement sans qu'aucun accident soit venu contrarier le cours de son traitement. J'ai revu l'enfant depuis, la guérison s'est maintenue.

DÉVIATION DES GENOUX EN DEDANS AVEC COURBURE DES OS
DES CUISSES ET DES JAMBES.

H. E...., âgé de deux ans et demi, d'un tempérament éminemment lymphatique, était dans l'état suivant lorsque j'ai commencé son traitement.

Vu debout, les genoux croisaient l'un sur l'autre, et présentaient à mon esprit la forme d'un x alongé ; les tibias étaient arqués, à convexité en dedans ; les pieds appuyés sur le sol, par leurs bords internes, étaient au moins éloignés l'un de l'autre de dix centimètres sans pouvoir se rapprocher ; les cuisses, beaucoup moins déformées, offraient un arc alongé dont la convexité se trouvait en avant. Pendant la marche les genoux se portaient légèrement l'un sur l'autre et occasionnaient un balancement tout particulier de tout le corps.

Pour le traitement de cet enfant, je fis confectionner des mécaniques qui conservaient tous les mouvements des articulations et s'appliquaient à la partie externe des jambes et des cuisses. Inférieurement cet appareil était fixé à des brodequins, supérieurement à une ceinture qui embrassait le bassin au-dessus des grands trochanters. Comme cette mécanique devait être portée au moins deux ans, je la disposai de telle manière qu'elle pût s'alonger à volonté. Elle était attachée aux membres abdominaux au moyen de courroies rembourrées. Appliquée convenablement, et les genoux maintenus, ces derniers ne croisant plus l'un sur l'autre, la marche a été instantanément facile et sans balancement. Dans les premiers mois, je me vis obligé de modifier mon appareil de minutes en minutes ; après plusieurs mois, je m'aperçus des heureuses modifications que j'obtenais de jour en jour dans la conformation des os des cuisses et des jambes et dans la disposition des genoux. J'ai suivi avec persévérance l'action de mes mécaniques jusqu'au mois de juin 1847, époque à laquelle les parents ne me représentèrent plus leur enfant, leur ayant réclamé de légers déboursés pour réparation de mécanique.

J'ai cru, dans l'intérêt de la science et des médecins, devoir choisir et grouper ces quelques observations, pour prouver, une fois de plus, les difficultés que le médecin rencontre à chaque instant sur sa route et démontrer que si la guérison n'est pas toujours complète, il faut en chercher la cause dans l'incurie des parents qui négligent trop souvent de suivre les sages conseils qu'on leur avait donnés.

DIJON, IMPR. DE FRANTIN.